DU
CANCER DE L'ESTOMAC

et de son Étude au point de vue

De la Symptomatologie et du Diagnostic

Par Georges BONNET

de Mèze (Hérault)

DOCTEUR EN MÉDECINE

Ancien Chirurgien interne des hôpitaux civils et militaire de Nîmes
(Hôtel-Dieu et Maternité, Concours 1864)
Ex-Élève de l'École pratique d'Anatomie et d'Opérations chirurgicales
(Concours 1862)
Membre titulaire de la Société médicale d'Émulation, etc.

MONTPELLIER

BOEHM & FILS, ÉDITEURS DU MONTPELLIER MÉDICAL
Place de l'Observatoire.

1867

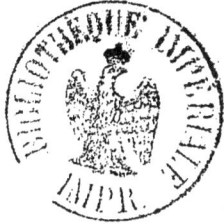

DU

CANCER DE L'ESTOMAC

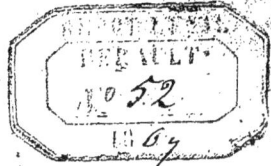

DU

CANCER DE L'ESTOMAC

et de son Étude au point de vue

De la Symptomatologie et du Diagnostic

Par Georges BONNET

de Mèze (Hérault)

DOCTEUR EN MÉDECINE

Ancien Chirurgien interne des hôpitaux civils et militaire de Nimes
(Hôtel-Dieu et Maternité, Concours 1864)
Ex-Élève de l'École pratique d'Anatomie et d'Opérations chirurgicales
(Concours 1862)
Membre titulaire de la Société médicale d'Émulation, etc.

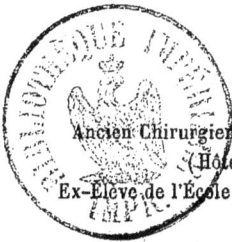

MONTPELLIER

BOEHM & FILS, ÉDITEURS DU MONTPELLIER MÉDICAL
Place de l'Observatoire.

1867

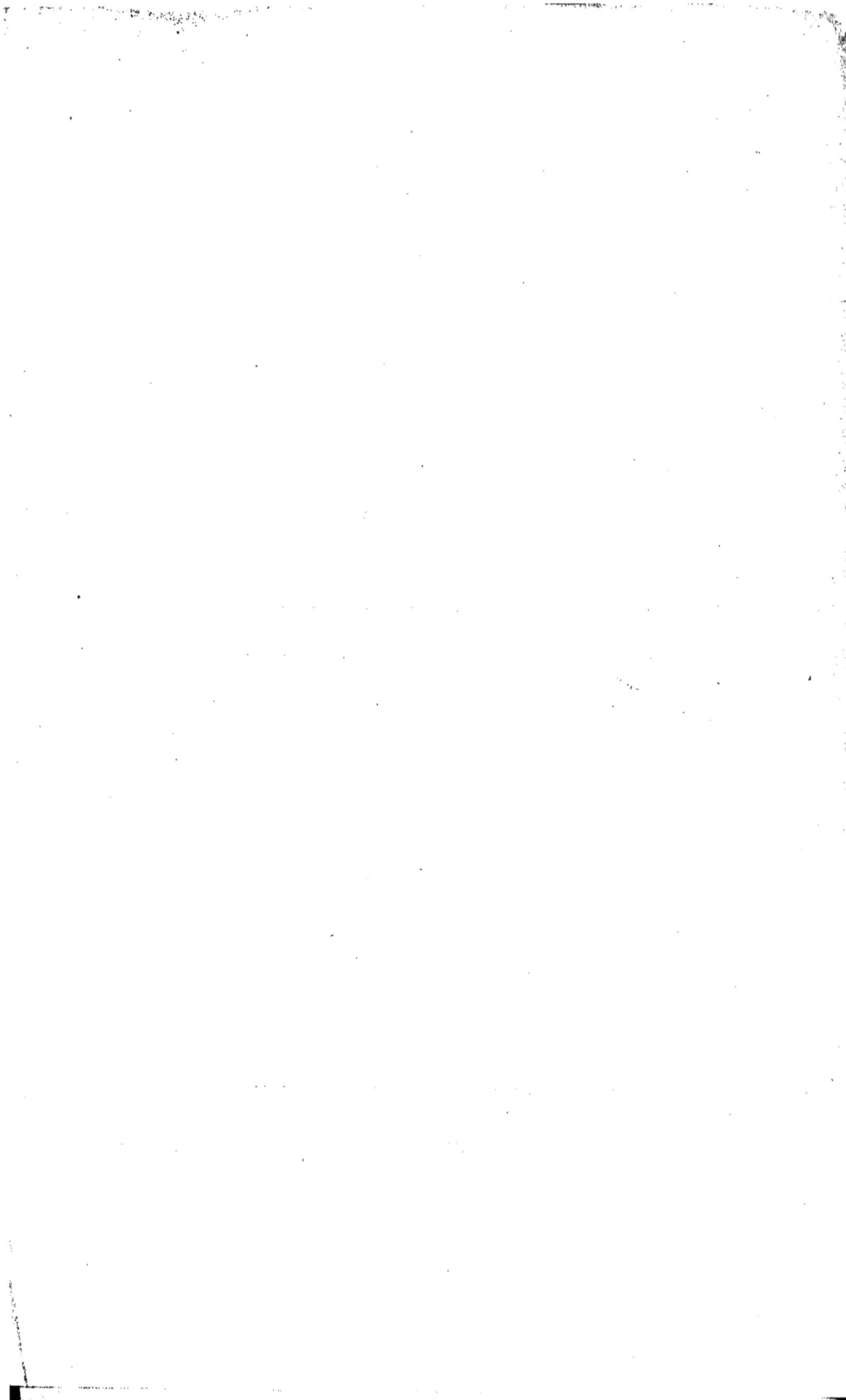

DU

CANCER DE L'ESTOMAC

et de son Étude au point de vue

De la Symptomatologie et du Diagnostic

———————•◦◦◆◦◦•———————

Au point de vue de sa fréquence et de l'obscurité de son diagnostic, la dégénération cancéreuse de l'estomac mérite au plus haut degré de fixer l'attention des observateurs. Méconnue ou à peine soupçonnée par les médecins qui étaient privés des lumières de l'anatomie pathologique, cette affection a été de nos jours l'objet de nombreux travaux, qui ont beaucoup contribué à faire connaître plusieurs points de son histoire, et principalement la symptomatologie et l'anatomie pathologique. Grâce aux recherches incessantes entreprises depuis le commencement de ce siècle, il est assez facile d'arriver au diagnostic précis du cancer de l'estomac, lorsqu'on trouve, réunis pendant la vie, tous les caractères spéciaux à cette maladie; malheureusement il n'en est pas toujours ainsi : l'expression symptomatique est souvent incomplète, quelques-uns des signes réputés pathognomoniques peuvent manquer, et un examen très-attentif ne met pas toujours à l'abri de l'incertitude ou de l'erreur.

Les affections de l'estomac qui peuvent faire croire à l'existence d'un cancer de cet organe n'ont pas toutes la même gravité, tant s'en faut, et n'aboutissent pas comme lui à une terminaison qui est nécessairement fatale. Il est donc très-important de connaître tout ce qui peut éclairer le diagnostic différentiel de ces diverses affections, afin d'éviter les fâcheuses conséquences qu'entraîne leur confusion pour le pronostic et pour le traitement. Les résultats qui témoignent de l'importance de cette étude se présentent à chaque pas à l'observation ; dans les hôpitaux et dans la pratique civile, on rencontre assez fréquemment des individus atteints de maladies de l'estomac qui peuvent paraître identiques au premier abord et à un examen superficiel, et qui cependant diffèrent de la manière la plus absolue, lorsqu'on étudie avec soin et que l'on compare les divers phénomènes qui les accompagnent.

SYMPTOMATOLOGIE.

Les symptômes présentent des différences bien tranchées, suivant que l'affection est à son début ou qu'elle est déjà confirmée. Dans le premier cas, on constate un ensemble de phénomènes qui indiquent du côté de l'estomac un état de souffrance dont la cause doit être recherchée avec le plus grand soin.

La maladie débute généralement d'une façon lente, insensible et insidieuse ; les troubles fonctionnels de l'estomac sont les premiers symptômes qui se manifestent ; le malade éprouve un sentiment de pesanteur, de tension, de pression et de plénitude à l'épigastre ; l'appétit lui fait défaut, la digestion est pénible, il y des renvois, des éructations acides. Dans quelques cas l'anorexie est précédée d'un appétit fantasque et irrégulier. En même temps il existe, dans la plupart des cas, une douleur vague occupant la région épigastrique ou les hypochondres, et s'étendant vers le reste de l'abdomen. Cette douleur est surtout intense pendant le travail de la digestion.

Au début du cancer de l'estomac, les vomissements sont peu fréquents, le malade rejette seulement quelques matières glaireuses, surtout le matin à jeun ; plus tard, les déjections gastriques sont composées de matières alimentaires à peine digérées ; il est rare de voir survenir alors les vomissements noirs, qui constituent un symptôme ordinaire de la maladie confirmée. La constipation est un phénomène assez commun pour être noté. Ces divers symptômes, indiquant le trouble des fonctions digestives, sont bientôt suivis d'amaigrissement et de faiblesse. La nutrition se fait mal, le malade est inquiet, triste ; son activité diminue, le moindre exercice le fatigue. Une chose assez remarquable, c'est dans plusieurs cas l'intermittence des premiers symptômes du cancer de l'estomac : ainsi, on voit quelquefois les troubles des fonctions digestives se suspendre pendant quelque temps : l'appétit revient, la digestion se fait régulièrement, le malade reprend un peu d'embonpoint et semble revenir à la santé. Cette amélioration est malheureusement trompeuse et dure à peine quelques mois ; bientôt, sans cause appréciable, les accidents reparaissent avec une nouvelle intensité, et la maladie marche quelquefois avec une rapidité excessive.

En résumé, des troubles digestifs plus ou moins prononcés ouvrent la scène ; après l'ingestion des aliments, les malades éprouvent une pesanteur incommode à l'épigastre ; quelques-uns ressentent une douleur dans cette région ; il y a des renvois, des éructations acides ; dans quelques cas on note des vomissements glaireux ou composés de matières alimentaires ; l'appétit est diminué, l'embonpoint se perd, et les forces sont languissantes. Cet état dure un temps variable, au bout duquel les symptômes précédents s'exaspèrent, et des phénomènes nouveaux apparaissent. Les douleurs sont plus aiguës et d'une plus longue durée ; le malade éprouve une plus grande anxiété à la région épigastrique, et l'ingestion des substances même les plus légères suffit pour l'augmenter et pour donner lieu à des vo- missements. D'abord peu nombreux, ces vomissements augmentent bientôt de fréquence ; ils s'effectuent sans douleur et se composent de matières glaireuses, filantes, et de matières alimentaires à peine altérées. Alors l'amaigrissement fait des progrès, les forces tombent, le teint s'altère, et l'on observe tous les symptômes de la maladie confirmée, symptômes que nous allons examiner avec soin.

Dans la majorité des cas de cancer de l'estomac, lorsque la maladie est bien développée, l'appétit est plus ou moins complètement aboli, l'anorexie est souvent absolue. On trouve dans les auteurs des exem- ples qui prouvent que l'appétit peut être conservé et même augmenté, quoique l'existence du cancer ne soit pas douteuse. Ainsi, dans une observation rapportée par M. Bouillaud [1], il est question d'un individu qui demandait sans cesse à manger, et qui mangeait à la dérobée malgré les vomissements et malgré l'état de marasme auquel il était réduit. Le jour même de sa mort, il sollicitait sa sortie de l'hôpital, se plaignant

[1] Journal hebd. de méd , décembre 1833.

de l'insuffisance de son alimentation. A l'autopsie, on trouva un squirrhe du pylore, avec dilatation considérable de l'estomac ; celui-ci remplissait non-seulement l'hypochondre gauche, mais encore tout le côté gauche de la cavité abdominale, jusque dans la fosse iliaque.

M. Cruveilhier parle d'un ingénieur [1] qui était obligé d'user de toute sa raison pour observer le régime qui lui était prescrit. Son appétit était très-prononcé, et cependant la petitesse du pouls, l'affaiblissement des forces et la gêne de la respiration annonçaient la mort prochaine. L'autopsie permit de constater la dégénération gélatiniforme du quart pylorique de l'estomac. Cet organe était de plus notablement dilaté.

Les cas de ce genre sont rares et doivent être considérés comme exceptionnels. L'anorexie plus ou moins complète et prolongée est un symptôme ordinaire du cancer de l'estomac.

Les troubles digestifs figurent parmi les symptômes les plus constants de la maladie que nous étudions ; nous avons vu qu'ils s'annoncent de très-bonne heure. Faibles d'abord et peu prononcés, ces troubles acquièrent plus d'intensité à mesure que la maladie fait des progrès. Presque tous les malades éprouvent après l'ingestion des aliments un sentiment de pesanteur et de gonflement à la région épigastrique ; ils ont des

---

[1] Anat. pathol. génér.

rapports acides ou nidoreux qui se répètent tant que dure le travail de la digestion. Les aliments solides et les plus substantiels sont ceux qui éprouvent le plus de difficulté à passer ; les bouillons, les potages, le lait, les légumes, sont généralement mieux supportés que la viande, le poisson, etc. Cependant il n'est pas rare d'observer les préférences les plus bizarres de l'estomac : tel individu se sent fatigué après l'ingestion des aliments de facile digestion, et se trouve bien des substances réputées indigestes ; tel autre sera fatigué par les boissons douces, émollientes, et éprouvera du soulagement par l'usage de la bière, du café, du vin, de l'eau-de-vie même. Tous les auteurs citent des exemples de ce genre, et il est bon de les connaître afin de pouvoir, dans des cas analogues, se plier aux caprices de l'estomac et aux bizarreries de la faculté digestive. Le malaise, l'anxiété qui suivent l'ingestion des matières alimentaires, ne se montrent pas toujours immédiatement après le repas ; certains malades ne se sentent incommodés que quelques heures après.

D'après M. Lebert, « la digestion difficile et laborieuse survenant au milieu d'un état de santé passable, et précédée d'un état à peu près normal des forces digestives est un des signes dont il faut le plus tenir compte dans le diagnostic du cancer de l'estomac. Si le dérangement de la digestion ne constitue pas à lui seul un signe pathognomonique du cancer de l'estomac, il peut du moins être considéré comme d'une grande valeur relative[1]. » La valeur de ce signe est très-grande, lorsqu'il existe en même temps d'autres troubles fonctionnels, tels que la douleur, les vomissements noirs, etc.

La douleur épigastrique est encore un des symptômes les plus constants du cancer de l'estomac. Elle est quelquefois vive dès le début de la maladie, mais dans la plupart des cas elle est vague, légère d'abord, et ne devient intense qu'à une époque plus avancée. On a cité des exemples de cancer avec destruction profonde des tissus, sans que pendant la vie le malade eût accusé autre chose qu'une sensation de gêne et de pesanteur à l'épigastre. Ces faits constituent des exceptions rares et ne diminuent en rien la valeur du symptôme dont nous parlons. Si l'existence de la douleur est une chose à peu près constante, ses caractères et son étendue sont on ne peut plus variables. Chaque malade la dépeint d'une manière différente : les uns la comparent à une sensation brûlante, les autres à des coliques, d'autres à une sensation de froid, d'autres à un bouillonnement douloureux ; quelques sujets accusent une pesanteur continuelle et incommode au creux de l'estomac, d'autres se plaignent d'une douleur aiguë, pongitive, qui les tourmente sans cesse et les prive de sommeil.

Plusieurs auteurs ont parlé des douleurs lancinantes

---

[1] Traité prat. des malad. cancér., etc., 1851, pag. 500.

comme d'un signe caractéristique du cancer de l'estomac; mais ils les ont admises plutôt par analogie avec ce qui existe dans les cancers externes, qu'en se fondant sur l'observation clinique. Très-souvent ce caractère fait défaut, et on s'exposerait à l'erreur en s'attendant à le rencontrer habituellement.

La douleur est ordinairement persistante, continue, s'exaspérant à certains moments. Quelques malades la ressentent plus vivement immédiatement après l'ingestion des aliments, d'autres seulement plusieurs heures après. Certains aliments ne peuvent être ingérés sans que les souffrances deviennent très-violentes; chez d'autres individus la douleur redouble d'intensité une ou plusieurs fois dans la journée, sans cause appréciable; ses exacerbations constituent de véritables accès.

L'épigastre est le point qu'elle occupe de préférence; elle peut être fixée, bornée à cette région, mais il arrive fréquemment qu'elle s'irradie vers les hypochondres, ou bien qu'elle contourne la base de la poitrine et se fait sentir dans les lombes et dans le dos. M. Cruveilhier a principalement insisté sur la douleur qui va retentir dans un point de la région dorsale. Bayle a vu la douleur s'irradier à la région lombaire. M. Lebert parle de deux cas où la douleur siégeait principalement à la partie postérieure et inférieure du sternum. Dans ces deux cas, le cancer occupait la partie inférieure de l'œsophage et le cardia.

La douleur épigastrique augmente ordinairement par la pression, surtout lorsque la maladie est ancienne. A ce moment, la sensibilité de l'épigastre est portée quelquefois à un degré tel que la palpation seule cause de vives souffrances et ne peut être supportée.

En résumé, la douleur ressentie à l'épigastre, sans être un signe pathognomonique du cancer de l'estomac, est cependant un phénomène qui peut contribuer à éclairer le diagnostic. En effet, les autres affections de l'estomac sont généralement moins douloureuses ; dans la gastralgie, par exemple, alors même que les douleurs sont très-vives, elles n'ont pas la même persistance, et l'on observe souvent des rémissions et même des intervalles de suspension complète. La seule maladie qui présente des douleurs comparables à celles du cancer, est l'ulcère simple chronique de l'estomac, qui offre avec cette dernière affection plus d'une analogie au point de vue symptomatique.

On voit rarement manquer d'une façon complète les vomissements, pendant la durée du cancer de l'estomac. Dans les cas exceptionnels où ce symptôme fait défaut, on a cru pouvoir attribuer son absence au siége occupé par l'altération organique, qui laisserait complètement libres les orifices de l'estomac et ne mettrait aucun obstacle au passage des aliments de l'œsophage dans l'intestin. Valleix et M. Lebert ont observé plusieurs faits qui contredisent cette théorie. Ils ont vu les vo-

missements manquer, quoique à l'autopsie on trouvât
les orifices et surtout le pylore plus ou moins rétrécis.
Il faut donc admettre que les vomissements peuvent
faire quelquefois défaut, sans qu'on puisse toujours
l'expliquer par l'état des organes.

Les vomissements se montrent quelquefois dès le
début de la maladie; mais ils n'ont alors rien de caractéristique, ils sont peu fréquents. C'est ordinairement au bout de plusieurs mois, quelquefois au
bout d'une année de durée du cancer, qu'on les voit
se montrer avec une persistance qui inquiète le malade. Les matières rejetées sont d'abord les boissons
et les aliments plus ou moins élaborés. Il s'y joint,
dans bien des cas, des vomissements d'un liquide
filant, incolore, d'une odeur fade; ces vomissements
ont lieu dans l'intervalle des repas et surtout le matin
à jeun. A une époque un peu avancée de la maladie,
surviennent des vomissements noirâtres que l'on a
comparés à du chocolat dissous dans l'eau, à du marc
de café, à de la suie dalayée dans une humeur vis-
queuse. Quelquefois la matière colorante noire est
peu abondante et forme seulement des stries plus ou
moins nombreuses dans le liquide évacué.

La coloration noirâtre des vomissements, dans le cas
qui nous occupe, est regardée par la plupart des auteurs comme une altération particulière de la matière
colorante noire du sang. D'après les analyses de M. Las-
saigne, les déjections noires seraient composées d'eau,

d'albumine, d'un acide libre et d'une matière colorante qui se comporte avec les réactifs comme la partie colorante du sang, avec laquelle elle a la plus grande analogie. Les recherches de MM. Breschet et Andral tendraient à faire admettre cette opinion. M. Andral rapproche les matières des vomissements noirs de la matière des mélanoses[1]. Avec le secours du microscope, M. Lebert a trouvé dans les déjections noires des cancéreux, des granules et des globules, ainsi que des taches irrégulières d'une matière colorante d'un brun noirâtre ; il n'a pu y découvrir la présence des globules sanguins.

Les vomissements noirs constituent un phénomène d'une grande valeur dans le diagnostic du cancer de l'estomac ; mais ils n'en sont pas le signe pathognomonique, comme on l'a cru pendant longtemps. Ces vomissements peuvent être observés dans d'autres affections de l'estomac, et même dans des maladies qui n'ont pas cet organe pour siége. Ainsi, M. Andral assure les avoir rencontrés dans plusieurs formes de gastrite chronique. Le même auteur rapporte trois faits dans lesquels les vomissements noirs existaient sans aucune lésion appréciable de l'estomac : dans l'un, le foie contenait plusieurs masses cancéreuses ; dans les deux autres, l'autopsie révéla les altérations particulières à la péritonite chronique. Ce phénomène est

---

[1] Clin. méd., tom. II, pag. 82.

encore commun dans une maladie qui a, sous le rapport symptomatique, plus d'un point de ressemblance avec le cancer : nous voulons parler de l'ulcère chronique de l'estomac.

Les vomissements de sang pur, la gastrorrhagie, a été signalée comme faisant partie des symptômes du cancer de l'estomac ; mais cet accident est beaucoup plus fréquent dans l'ulcère simple chronique. Lorsque ce dernier coïncide avec le cancer, ce qui est relativement rare, il survient presque toujours à une période avancée de la maladie, alors que le ramollissement et l'ulcération des parties cancéreuses donnent lieu à la division de quelques vaisseaux sanguins. D'ailleurs, la gastrorrhagie est loin d'avoir, au point de vue du diagnostic, la même valeur que les vomissements noirs, attendu qu'elle est beaucoup moins constante, et qu'elle est plus d'une fois le symptôme d'autres états pathologiques.

Au début de la dégénération cancéreuse, les vomissements sont ordinairement assez rares et peu abondants. Quelques gorgées d'aliments sont rejetées après les repas, d'abord sans altération, bientôt après mélangées d'une quantité variable de matière brune. Ce symptôme disparaît quelquefois, pour reparaître au bout d'un certain temps ; mais à une période de la maladie, les vomissements deviennent habituels et acquièrent chaque jour plus d'intensité. C'est presque toujours après les repas qu'on les observe, tantôt immédiate-

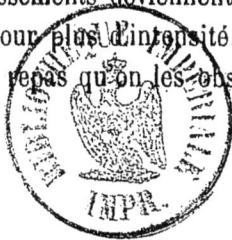

ment après, tantôt au bout de quatre, cinq, six heures, et même plus. Dans les cas où l'estomac est fortement dilaté et que l'orifice cardiaque est libre, les aliments ingérés peuvent s'accumuler dans sa cavité, et c'est seulement lorsque la distension a été portée à l'extrême, que le vomissement a lieu. Le malade rend alors quelquefois tout ce qu'il a pris dans les vingt-quatre heures.

En étudiant les troubles digestifs qui signalent le début du cancer, nous avons dit que l'estomac a souvent une préférence marquée pour certains aliments lourds et indigestes. Cette bizarrerie peut se montrer aussi à propos des vomissements : ainsi, telle substance alimentaire qui auparavant était bien supportée, ne peut être ingérée sans que l'estomac la rejette presque aussitôt ; tandis qu'il garde parfaitement des aliments très-difficiles à digérer. On voit quelquefois, sans qu'il soit possible de l'expliquer, l'estomac faire en quelque sorte un choix parmi les aliments variés pris dans un même repas ; il rejette les uns et conserve les autres, malgré l'état de mélange dans lequel ils se trouvent. Il n'est pas bien rare de voir des malades, après plusieurs repas successifs, vomir les aliments qu'ils ont pris la veille et même plusieurs jours auparavant, et garder complètement ceux du dernier repas.

Quelques auteurs ont cru pouvoir diagnostiquer le siége précis du cancer de l'estomac, en tenant compte de l'intervalle qui sépare les vomissements du moment

de l'ingestion des substances alimentaires. D'après
eux, lorsque la lésion occupe le cardia, les aliments,
ne pouvant pénétrer dans l'estomac, sont rejetés bientôt après être ingérés. Au début, la régurgitation a
lieu presque immédiatement après la déglutition, mais
plus tard l'œsophage se laisse distendre, et les aliments
ne sont rejetés qu'au bout d'un certain temps. Si le
cancer a son siége au pylore, les aliments peuvent facilement parvenir et séjourner dans l'estomac. Les
vomissements, d'abord fréquents et peu abondants, deviennent de plus en plus rares et copieux. Au début,
l'estomac tolère difficilement les aliments chymifiés
qui ne peuvent franchir l'orifice pylorique, il les expulse
presque aussitôt; mais plus tard la sensibilité s'é-
mousse et supporte mieux leur contact, il se laisse
peu à peu distendre, jusqu'au moment où, l'accumulation des aliments étant trop considérable, il les rejette en une seule fois. Ces particularités, communes
au cancer du cardia et du pylore, disparaîtraient mo-
mentanément lorsque, par le fait de l'ulcération ou du
ramollissement, l'obstacle qui fermait les orifices de
l'estomac se trouve diminué ou détruit. Dans les cas où
le cancer occupe seulement le corps de l'estomac, les
vomissements seraient rares et auraient lieu seulement au début de la maladie. Malgré ce que cette
théorie a de rationnel en apparence, elle est loin
d'être d'accord avec les faits cliniques. L'observation
montre que souvent on serait induit en erreur, si l'on

basait le diagnostic du siége du cancer sur la consi-
dération seule du rapport des vomissements avec le
moment de l'ingestion des aliments.

Quand on constate les divers troubles fonctionnels
dont nous venons de parler, l'exploration directe de la
région épigastrique permet quelquefois de découvrir
certains symptômes qui jettent le plus grand jour sur
le diagnostic. La palpation méthodique aidée de la percussion est d'un très-grand secours, lorsque le cancer
a produit une tumeur occupant le pyloro ou la paroi
antérieure de l'estomac. L'exploration à l'aide de la
main, pour être faite fructueusement, doit être faite
avec soin; il convient de placer la paroi de l'abdomen
dans le plus grand relâchement possible, afin de ne
pas confondre la résistance du muscle droit avec une
tumeur interne. Le malade sera placé dans le décubitus
dorsal, pendant que la main de l'observateur explorera
profondément les organes abdominaux placés au-dessus de l'ombilic. En agissant ainsi, on reconnaît quelquefois l'existence d'une tumeur qui est un des caractères les plus importants de la maladie.

Le point de l'abdomen auquel correspond la tumeur doit nécessairement varier avec le siége de
celle-ci. Lorsque le cancer affecte le cardia, la tumeur
est ordinairement un peu à gauche de la ligne médiane et dans le voisinage de l'appendice xyphoïde. S'il
a son siége au niveau de la petite courbure de l'esto-

mac ou du pylore, ce qui est le cas le plus ordinaire, la tumeur est généralement au-dessus de l'ombilic, dans l'espace compris entre la ligne médiane et le rebord des fausses côtes droites. C'est seulement dans le cas de dilatation considérable de l'estomac que la tumeur peut être sentie au-dessus de l'ombilic et descendre même presque dans une des fosses iliaques.

La surface de la tumeur est généralement inégale, bosselée. Sa consistance est ferme; dans quelques cas la palpation donne une sensation de mollesse, mais on ne constate jamais la résistance particulière aux tumeurs gazeuses. La percussion pratiquée à son niveau donne un son mat. Le volume de la tumeur varie depuis celui d'une noix jusqu'à celui du poing. Lorsqu'elle est volumineuse et placée au pylore, ou à la petite courbure de l'estomac, elle paraît superficielle, et on peut la voir soulever les parois abdominales, amincies à la suite de l'amaigrissement qu'ont subi les muscles et les téguments du ventre.

Dans les cas où la tumeur est mobile et libre d'adhérences avec les parties voisines, il n'est pas rare de la voir changer souvent de place, et affecter d'un jour à l'autre de nouveaux rapports avec la paroi de l'abdomen. Ainsi, un jour on la trouve à droite de la ligne médiane, le lendemain elle est à gauche, quelquefois aussi elle monte ou elle descend alternativement. Ces variations, qui peuvent se répéter assez souvent, n'ont lieu que dans les cas d'ampliation consi-

dérable de l'estomac ; suivant que l'estomac est vide ou
distendu par les aliments, la tumeur se déplace. Ainsi,
au moment de la distension de l'estomac, le fond de cet
organe, gagnant la partie inférieure de l'abdomen, attire
en bas et à gauche la portion pylorique, qui est le plus
souvent atteinte ; tandis qu'après le vomissement,
l'estomac revenant sur lui-même reprend sa place et
remonte du côté de l'hypochondre droit.

La région épigastrique est habituellement peu sensible à la pression au niveau de la tumeur; souvent les
douleurs que le malade éprouve du côté de l'estomac
se réveillent ou deviennent plus vives au moment de
l'exploration ; dans quelques cas, l'application de la
main est presque immédiatement suivie de vomissements.

La présence d'une tumeur à l'épigastre coïncidant
avec les troubles gastriques dont nous avons parlé,
est un des signes les plus certains du cancer de
l'estomac; mais il n'a une certitude absolue que lorsque, par un examen minutieux, on s'est assuré que la
tumeur morbide est développée dans les parois mêmes
de l'estomac, et qu'elle n'a son siége ni dans la paroi
abdominale, ni dans les organes voisins, ou qu'elle
n'est pas produite par un corps étranger retenu dans
l'estomac. Nous aurons plus tard l'occasion de revenir
sur ce point, et nous indiquerons les circonstances qui
peuvent rendre l'erreur possible.

Par l'examen direct, on reconnaît encore les changements qu'éprouve quelquefois la forme du ventre. Dans beaucoup de cas, la paroi antérieure de cette cavité conserve sa conformation normale, elle est seulement rétractée, et si la tumeur est volumineuse, on peut constater sa présence sans recourir à la palpation. D'autres fois l'abdomen présente une augmentation générale de volume, sans aucune saillie particulière. Dans les cas où l'estomac a subi une dilatation notable, la forme du ventre présente quelque chose de spécial ; par la palpation et la percussion on constate certains phénomènes qu'il est bon de connaître.

A mesure que cette dilatation se produit, la forme du ventre se modifie peu à peu ; on voit d'abord l'abdomen proéminer au niveau de l'ombilic ; la saillie formée par l'estomac descend graduellement, au point de recouvrir les intestins et d'atteindre le voisinage du pubis. Le volume de la tumeur formée par l'estomac dilaté, varie suivant qu'on l'examine avant ou après le vomissement. Elle est nulle ou peu prononcée quand le malade a vomi depuis peu de temps ; au contraire, elle proémine d'une manière sensible toutes les fois que les aliments ou les boissons ont eu le temps de s'accumuler dans la cavité de l'estomac. Dans ce dernier cas, la dilatation morbide est facile à reconnaître et à distinguer des autres états pathologiques qui s'accompagnent, comme elle, d'une augmentation de volume du ventre. En appliquant la main à la surface de l'abdomen, on reconnaît une tumeur peu résistante, mal circonscrite, qui, partant de l'hypochondre gauche, se porte vers l'épine iliaque du même côté, et de là remonte vers l'hypochondre droit; à sa surface, on rencontre souvent, surtout du côté de l'hypochondre droit, une tumeur plus ou moins volumineuse et dure, qui n'est autre chose que la tumeur cancéreuse qui a été le point de départ de la dilatation anormale. Si l'on percute la paroi antérieure de l'abdomen, on obtient vers l'épigastre ou l'ombilic, un son mat, correspondant au point où existe la dégénérescence cancéreuse. A une petite distance de ce point, on trouve un son clair tympanique, produit par la présence du gaz à la partie supérieure de l'estomac. Au-dessous, le son devient mat dans une étendue plus ou moins grande, suivant la quantité de matières liquides ou solides qui ont été ingérées. Les résultats fournis par la percussion changent avec la position du malade : dans le décubitus dorsal, le son clair est perçu dans une grande étendue, parce que les gaz se trouvent en rapport avec la paroi antérieure de l'abdomen; si le malade est couché sur le côté gauche, le son tympanique est perçu vers l'hypochondre ou le flanc droit, la matité au contraire occupe l'hypochondre gauche. L'application de la main permet encore de constater un autre phénomène; nous voulons parler du bruit de gargouillement ou de glougou qui se produit lorsqu'on imprime un mouvement brusque au mélange

de gaz ou de liquides contenu dans l'estomac. Ce phénomène peut être perçu à distance, souvent même le
malade l'entend lorsqu'il change brusquement de position ou qu'il se retourne dans son lit.

La dilatation de l'estomac n'est pas un symptôme
spécial au cancer de ce viscère, quoiqu'elle puisse exister en l'absence de toute altération des parois de cet
organe. Ordinairement cependant elle coïncide avec
la dégénération cancéreuse du pylore ou des parties
voisines de cet orifice. Les auteurs expliquent diffé-
remment son mode de formation. Pour le plus grand
nombre, l'ampliation anormale de l'estomac a lieu
d'une manière tout à fait mécanique, le rétrécissement
du pylore met obstacle au passage des matières alimentaires et des boissons, qui s'accumulent jusqu'à ce
qu'elles soient expulsées par le vomissement. La répé-
tition de cette cause finit par amener une diminution
graduelle de la contractilité musculaire ; les parois de
l'estomac, longtemps distendues, cèdent peu à peu , et
la cavité de l'organe s'agrandit. Mérat combat cette
opinion : il croit que l'ampliation de l'estomac tient à
ce que l'ouverture pylorique a perdu son action, et
non parce qu'elle se trouve rétrécie. Cet auteur pense
que la contraction active du pylore est nécessaire pour
que le contenu de l'estomac parvienne dans l'intestin ;
« son action, dit-il, est indispensable pour l'entrée des
matières alimentaires de l'estomac dans le duodénum,
et, lorsqu'elle n'a plus lieu, elles s'accumulent dans ce

3

premier viscère, d'où elles sont rejetées par les vomissements[1]. » M. Duplay, qui a publié sur ce sujet un
mémoire intéressant, attribue l'ampliation morbide de
l'estomac à une autre cause[2]. Il admet que, dans les
cas de cancer de pylore, il y a toujours altération
des parois gastriques dans une étendue variable autour
de la dégénérescence. C'est cette altération des parois
qui cause la dilatation, par la gêne qu'elle apporte à la
contraction régulière de la couche musculeuse. Nous
ne discutons pas la valeur de ces diverses opinions,
peut-être chacune d'elles contient-elle une partie de
le vérité ; il nous suffit d'avoir mentionné la dilatation
de l'estomac et d'avoir signalé sa fréquence dans les
cas où la dégénérescence intéresse le pylore ou les parties voisines.

Les symptômes étudiés jusqu'à présent sont ceux
qui ont le plus d'importance au point de vue du diagnostic. Si aucun d'eux ne peut être considéré comme
pathognomonique, il en est cependant plusieurs qui
ont la plus grande valeur, surtout lorsqu'on les observe
réunis. Les phénomènes qu'il nous reste à étudier pour
compléter l'exposé symptomatique, sont loin d'avoir la
même signification ; on peut les rencontrer dans une
foule d'affections qui n'ont rien de commun avec le
cancer de l'estomac.

[1] Journ. de méd., de chir. et de pharm., tom. LVIII, pag. 35.
[2] Arch. gén. de méd., 2e série, tom. III, pag. 166 et 525.

Chez presque tous les malades, les fonctions intestinales sont troublées, il y a presque toujours au début
de la constipation, quelquefois cet état persiste jusqu'à
la fin, mais il est plus ordinaire de voir la diarrhée
survenir lorsque le terme fatal approche. Les déjections alvines contiennent dans quelques cas des matières
noires semblables à celles qui sont rendues par le vomissement. Chez quelques individus, on trouve dans
les selles des matières alimentaires qui n'ont subi
qu'une élaboration incomplète. Ce phénomène s'observe
principalement lorsque le pylore, détruit par l'ulcération,
est largement ouvert, ou bien lorsqu'une communi-
cation anormale s'est établie entre l'estomac et le
colon.

Sous l'influence des troubles digestifs qui accompagnent le début et l'évolution du cancer de l'estomac,
la nutrition se fait mal, et l'on ne tarde pas à constater
le dépérissement et la diminution des forces. Les
malades perdent de bonne heure leur embonpoint et
accusent une grande faiblesse. L'amaigrissement fait
généralement des progrès rapides, et c'est là une
particularité dont il faut tenir compte. En effet, dans
les maladies de l'estomac qui donnent lieu à des troubles digestifs prononcés et à des vomissements fréquents, les forces se conservent plus longtemps, et le
dépérissement n'est pas toujours en rapport avec les
troubles de la digestion et l'abondance des vomissements; il y a un élément de destruction de plus : la

diathèse cancéreuse, dont l'action pernicieuse vient s'ajouter à l'insuffisance de la nutrition.

Dans les premiers temps de la maladie, on est souvent frappé de l'amaigrissement de la face. Les joues et les tempes se creusent, les pommettes deviennent saillantes, le nez s'effile, la peau semble s'amincir, et laisse voir le relief des muscles atrophiés placés au-dessous d'elle. Quand ceux-ci se contractent, elle présente des rides nombreuses ; l'expression de la figure change, on y lit l'empreinte de la tristesse et de la souffrance, les téguments se décolorent, la pâleur se prononce, peu à peu la teinte pâle prend une coloration jaunâtre, terreuse, ou jaune paille, que l'on a donnée comme un des caractères des affections cancéreuses. Les sclérotiques ne participent pas à cette coloration morbide ; elles tranchent par leur blancheur sur la teinte jaune du visage. Quand il existe des vomissements copieux de sang, on observe plutôt la teinte anémique, la peau a la couleur de la cire, les muqueuses sont décolorées, et le bord des lèvres est très-pâle.

L'amaigrissement du reste du corps n'est pas moins prononcé que celui de la face, il est en général beaucoup plus considérable que dans les autres affections chroniques. Quand la maladie dure depuis quelque temps et que les vomissements sont abondants, le patient a littéralement la peau collée sur les os, il ressemble à un squelette. Dans la première période,

la maigreur est quelquefois remplacée par une légère
anasarque, le plus souvent la bouffissure occupe le
visage et les extrémités inférieures. Chez quelques
individus, il survient un œdème douloureux produit
par une phlébite oblitérante; ce phénomène est regardé
par M. Trousseau comme un signe très-important pour
le diagnostic, dans le cas où l'examen direct ne permet
de constater aucune tumeur siégeant à l'estomac.
« Lorsque vous êtes indécis sur la nature d'une maladie de l'estomac, dit l'éminent clinicien, que vous
hésitez entre une gastrite chronique, un ulcère simple et un carcinome, une *phlegmatia alba dolens*
survenant à la jambe ou au bras vous fera cesser votre
indécision, et il vous sera permis de vous prononcer
positivement sur l'existence du cancer [1]. » M. Trousseau fait observer que la phlébite oblitérante, et la
phlegmatia alba dolens qui en est la conséquence,
n'appartient pas exclusivement au carcinome de l'estomac, qu'elle se retrouve dans tout cancer affectant un
organe intérieur, quel que soit cet organe ; mais lorsqu'elle est liée aux troubles gastriques qui accompagnent habituellement les maladies graves de l'estomac,
elle est l'indice d'une dégénérescence cancéreuse de
cet organe.

Le cancer de l'estomac altère la constitution d'une
manière sourde, et ne réagit que tardivement sur les

---

[1] Clin. méd. de l'Hôtel-Dieu, 2e édit., tom. III, pag. 24.

fonctions des autres appareils de l'économie. Le pouls
conserve ses caractères normaux; seulement, à mesure
que la maladie fait des progrès, il devient petit, dé-
pressible et de plus en plus faible. La chaleur de la
peau n'offre rien de particulier; lorsqu'il y a de la
fièvre, il existe presque toujours une complication.
Les fonctions respiratoires s'exécutent normalement,
l'intelligence reste intacte jusqu'aux derniers moments.
La disposition morale des malades est souvent triste,
leur caractère devient irritable, ils sont enclins à la
mélancolie. Quelquefois cependant on rencontre des
malades qui gardent leur sérénité jusqu'à la fin, ils
vivent dans l'illusion la plus complète, et ils ne met-
tent pas en doute leur guérison prochaine.

Voilà quels sont les principaux symptômes du cancer
de l'estomac ; le moment de l'apparition de chacun
d'eux est variable. Quelquefois la maladie reste latente
pendant plusieurs mois ou ne donne lieu qu'à des
symptômes peu accusés ; dans d'autres cas les phénomènes morbides se suspendent pendant quelque
temps, les vomissements cessent, les digestions se
font mieux, les douleurs s'apaisent ; tout fait croire à
un rétablissement prochain. Mais cette suspension
n'est que momentanée ; bientôt la scène change, et le
mal fait de rapides progrès. Ces améliorations passa-
gères qui semblent annoncer la guérison ne s'observent
guère que dans les premiers temps de la maladie;

lorsque celle-ci dure depuis cinq ou six mois, les symptômes vont presque toujours en s'aggravant d'une manière continue et plus ou moins rapide et régulière.

Ce que nous disons de la marche du cancer de l'estomac s'applique parfaitement à sa durée, qui est sujette à de grandes variations. Quelquefois les symptômes marchent avec une grande rapidité, et le malade succombe au bout de cinq ou six mois; d'autres fois, au contraire, la mort n'arrive qu'au bout d'une ou de plusieurs années. Que sa marche soit lente ou rapide, la dégénérescence cancéreuse de l'estomac est une maladie qui conduit presque fatalement au tombeau. Les faits que l'on a invoqués pour établir sa curabilité ne présentent pas toute l'authenticité désirable et sont loin d'être concluants.

La terminaison fatale à lieu tantôt d'une manière lente, par l'épuisement graduel des forces ; le malade s'éteint dans le marasme avec tous les signes de la cachexie cancéreuse. Dans quelques cas, la mort arrive plus tôt, soit à la suite d'une maladie intercurrente, soit par le fait de quelque accident causé par l'altération de l'estomac. On a cité des cas de péritonite sur-aiguë consécutive à la perforation de l'estomac et à l'épanchement de son contenu dans la cavité du péritoine. Toutefois les cas de ce genre sont rares, parce que l'estomac contracte presque toujours des adhérences solides avec les organes voisins, pendant que les

parois de l'estomac sont détruites par le travail ulcératif. La mort peut encore être promptement la conséquence d'une hémorrhagie abondante fournie par un
vaisseau compris dans la dégénérescence ou par simple
exhalaison à la surface de la muqueuse gastrique.

ANATOMIE PATHOLOGIQUE.

L'étude des lésions anatomiques propres au cancer
de l'estomac a été de nos jours l'objet de nombreuses
recherches, et l'on possède aujourd'hui des notions
précises sur ce point. Si nous voulions résumer tout
ce qui a été écrit sur cette question, nous sortirions peut-
être du cadre que nous nous sommes tracé : notre travail
ayant surtout pour but l'étude du cancer de l'estomac
au point de vue du diagnostic, il serait inutile d'insister
trop longuement sur ce qui n'intéresse pas directement
la clinique et qui ne fournit aucune lumière au diagnostic. Aussi croyons-nous suffisant d'indiquer les modifi-
cations que subit le cancer dans sa conformation, dans
son aspect, suivant le siége qu'il occupe, suivant sa
forme, sa période, etc. Nous passerons rapidement
sur les altérations que présentent les divers tissus
et les diverses couches qui forment les parois de ce
viscère.

A l'ouverture de l'abdomen, on trouve l'estomac

dans un état variable sous le rapport du volume. Quelquefois son volume est normal ou à peu près ; dans d'autres cas on constate une diminution notable dans toutes les dimensions. Le rétrécissement peut être porté au point que le calibre de l'estomac ne diffère pas de celui du gros intestin. Le plus souvent il existe une dilatation notable ; l'estomac, agrandi dans tous les sens, occupe une grande partie de la cavité abdominale et descend jusqu'au pubis. M. Andral rapporte plusieurs faits de ce genre. Dans l'un d'eux, l'estomac descendait verticalement de l'épigastre jusque près de la fosse iliaque droite ; dans cet intervalle, la grande courbure était cachée par le pubis et reposait sur l'utérus ; il remontait ensuite vers l'hypochondre droit, où il se continuait avec le duodénum. Le reste du canal intestinal était caché par l'estomac, à l'exception de quelques anses d'intestin grêle qui occupaient le flanc droit de l'S iliaque du colon. Dans un autre cas, l'estomac recouvrait la plus grande partie des viscères abdominaux, et ne laissait voir que quelques circonvolutions de l'intestin grêle. Dans l'un et l'autre flanc, son bord côlique touchait le pubis, c'était surtout le grand cul-de-sac qui avait subi la plus grande dilatation. Les parois de l'estomac étaient minces et facilement déchirables, la couche musculaire était remarquable par sa grande ténuité [1].

[1] Clin. méd., tom. II, obs. v, pag. 117 ; obs. vii, pag. 122.

Si, par une incision, on pénètre dans la cavité de l'estomac, on y trouve une quantité variable de matières exhalant une odeur fade, nauséabonde et quelquefois fétide. Ce sont tantôt des mucosités blanchâtres ou d'une teinte grise, tirant sur le jaune et comme puriformes ; tantôt ces matières sont brunâtres et de consistance homogène ; d'autres fois on trouve mêlées à des substances alimentaires plus ou moins digérées, des matières noires tout à fait semblables à celles qui pendant la vie étaient rendues par le vomissement.

Il n'est pas rare de trouver la surface externe de l'estomac unie par des adhérences aux organes voisins, même en l'absence de tout travail ulcéreux. Le foie est l'organe qui présente le plus fréquemment les adhérences normales ; puis viennent le pancréas, la rate, le colon, le diaphragme, etc.

M. Andral rapporte un exemple dans lequel des adhérences unissaient l'estomac, le diaphragme et le poumon gauche ; au point où existaient les adhérences se trouvait une ouverture produite par l'ulcération. Cette ouverture faisait communiquer la cavité de l'estomac avec l'intérieur du poumon gauche frappé de gangrène, à travers un clapier dans lequel était compris la plèvre, le diaphragme et la rate en partie détruite [1]. Dans d'autres cas l'estomac peut adhérer par sa face extérieure avec le gros intestin ; et si une ulcé-

---

[1] Loc. cit., obs. I, pag. 64.

ration a détruit les tissus au niveau des adhérences ,
l'estomac communique plus ou moins largement avec
le gros intestin; on voit alors les matières alimentaires
passer directement dans le colon et être rendues par
les selles dans un état d'élaboration incomplète. Quelquefois les matières fécales passent du gros intestin
dans l'estomac et sont rejetées par le vomissement.

Le cancer de l'estomac peut se présenter sous trois
formes différentes : 1° sous la forme de squirrhe très-
dur , fibreux , infiltré de beaucoup de suc cancéreux ;
2° sous celle de tissu encéphaloïde ou cérébriforme ;
c'est alors une tumeur mollasse, fongueuse ; ce sont
des végétations, des excroissances charnues adhérentes
par un pied plus ou moins large et présentant , quand
on les incise , un grand nombre de vaisseaux, du sang
extravasé au milieu d'une trame cellulaire et une
matière rosée que l'on a comparée à la substance grise
du cerveau ; 3° la troisième forme, ou cancer colloïde,
qui est la moins fréquente, se distingue par sa trans-
parence ; elle est constituée par un tissu mou, gélatiniforme , d'un jaune verdâtre , traversé par de nombreuses intersections fibreuses. Par la compression
on ne fait pas sortir de suc cancéreux, comme dans le
squirrhe ou l'encéphaloïde.

D'après M. Lebert , « les éléments microscopiques
les plus caractéristiques sont les cellules cancéreuses
rondes ou ovoïdes, allongées, mitrales ou irrégulières,

en moyenne de 1/50 de millimètre, renfermant un noyau de 1/100, et dans celui-ci un à trois nucléoles de 1/400 de millimètre. Ces cellules sont parfois infiltrées de granules graisseux ; on observe de plus une grande cellule mère. Le microscope démontre l'existence de fibres et d'éléments fibroïdes et fibro-plastiques, celle de la graisse sous différentes formes, une substance gélatineuse amorphe, des éléments mélaniques [1], etc. » La matière gélatineuse qui constitue le cancer colloïde n'a en elle-même aucune structure appréciable au microscope, on la trouve le plus souvent traversée de fibres déliées. Elle contient quelquefois des globules cancéreux, mais ces éléments ne lui appartiennent pas en propre, il est plus fréquent d'y rencontrer des corpuscules granuleux de forme et de volume variables.

On a dit que le cancer avait une prédilection marquée pour les orifices de l'estomac ; mais cette opinion est à tout moment en contradiction avec les résultats de l'observation, elle n'est fondée que pour ce qui concerne l'orifice pylorique. Tous les auteurs qui se sont occupés de cette question s'accordent à dire que le cancer du pylore l'emporte de beaucoup, sous le rapport de la fréquence, sur celui du cardia. Ainsi, sur 57 cas de cancer de l'estomac ; M. Lebert a rencontré

[1] *Loc. cit.*, pag. 493.

la dégénération du pylore 34 fois, et seulement 5 fois à l'orifice cardiaque. Dans 23 cas analysés par Valleix, la lésion siégeait exclusivement ou était beaucoup plus prononcée au pylore ou au niveau de la petite courbure de l'estomac. Sur 19 observations rapportées par Louis, la lésion occupait le pylore 9 fois, la petite courbure 6 fois; la grande courbure près du pylore, une partie de la face antérieure, le tiers moyen et la moitié droite de l'estomac, étaient le siége du cancer dans les 4 autres cas. En tenant compte de toutes les observations connues jusqu'à présent, on peut établir que tous les points de l'estomac ne sont pas également atteints par le cancer; le siége de cette altération est, par ordre de fréquence: le pylore, la petite courbure, le cardia, ensuite la face postérieure, la face anté-rieure, le grand cul-de-sac.

Le cancer ne donne pas toujours lieu à une tumeur appréciable pendant la vie ou sur le cadavre, quelque-fois la matière cancéreuse se dépose par plaques plus ou moins étendues entre les membranes de l'estomac. C'est ce qu'on appelle le cancer en nappe, qui déter-mine seulement l'épaississement et l'augmentation de consistance des parois de cet organe.

Quand l'altération siége au pylore ou dans son voi-sinage, l'orifice qui fait communiquer l'estomac avec le duodénum conserve rarement son calibre normal; il est souvent rétréci, quelquefois dilaté. L'agrandis-sement de cette ouverture peut être une conséquence de la destruction des tissus par le ramollissement ou l'ulcération, ou bien elle peut dépendre de la dilatation simple de toutes les tuniques hypertrophiées. Le rétrécissement est variable, on l'a vu dans quelques cas porté au point que l'orifice pylorique pouvait à peine laisser passer quelques gouttes de liquide. Les variations dans le calibre de l'anneau pylorique coïncident presque toujours avec des changements de volume de l'estomac; ce viscère est, comme nous l'avons vu, souvent dilaté; sa dilatation s'accompagne presque toujours de rétrécissement du pylore.

Si l'on examine la membrane muqueuse, on la trouve rarement avec son aspect normal; elle est ordinairement altérée dans les points voisins où siége le cancer; on la voit rouge, violacée, ramollie. Sa face interne offre quelquefois une teinte sale ou noire, produite par la présence d'une certaine quantité de matière colorante noire. Au niveau de l'altération cancéreuse, la muqueuse peut être intacte, ou bien elle est ulcérée. Dans le premier cas, cette membrane est modifiée dans sa consistance, tantôt indurée et notablement épaissie, tantôt mince et transparente; d'autres fois elle est molle, diffluente, et s'enlève facilement par le râclage. Quel que soit son état, la muqueuse est ordinairement très-adhérente aux tissus sous-jacents, et l'on a de la peine à l'en séparer.

Dans quelques cas, la muqueuse est détruite et pré-

sente une perte de substance plus ou moins étendue ;
les ulcérations dont elle est le siége ont des dimensions
variables, leurs formes sont le plus souvent ovoïdes, un
peu allongées , d'autres fois elles sont irrégulières.
Leurs bords sont rarement plats, le plus souvent ils
sont irréguliers, mous et fongueux dans d'autres. Le
fond de l'ulcère, d'un gris sale ou noirâtre, quelquefois plutôt brun , peut être rougeâtre par plaques
lorsque les tissus sont fortement vascularisés ; on le
retrouve recouvert d'un détritus comme putrilagineux,
d'autres fois les matières qui le tapissent sont jaunes
et colorées par la bile.

Quand l'ulcération est superficielle, la muqueuse
peut être simplement érodée, ou bien, si elle est détruite en entier, la perte de substance ne dépasse pas
le tissu sous-muqueux. Mais il n'en est pas toujours
ainsi; plus d'une fois on trouve à l'autopsie la paroi de
l'estomac détruite dans presque toute son épaisseur,
et dans quelques cas il n'y a pas seulement perforation complète des parois gastriques , mais la lésion
s'étend encore aux organes qui se trouvent en rapport
avec l'ulcération de l'estomac. Ainsi, nous avons vu
que l'estomac pouvait communiquer avec le colon,
avec la cavité pleurale, etc.

Le tissu sous-muqueux est toujours à peu près le
siége d'un épaississement, d'une hypertrophie notable ;
cette couche, qui à l'état normal forme une toile excessivement mince, peut acquérir l'épaisseur de un centi-

mètre et même davantage. Son tissu est plus dense, plus blanc ; il devient parfaitement homogène et ne présente plus les caractères de sa structure normale. Le tissu sous-muqueux ainsi altéré est, dans presque tous les cas, très-adhérent à la muqueuse qui le recouvre. Lorsque celle-ci est détruite dans toute son épaisseur par l'ulcération, le tissu sous-muqueux apparaît au fond de la perte de substance avec une coloration d'un blanc grisâtre ; si le travail ulcératif s'étend jusqu'à lui, il est converti en détritus grisâtre ou livide, formant des filaments encore adhérents. Cette disposition est rendue très-évidente lorsqu'on examine la partie ulcérée après l'avoir placée sous l'eau.

L'hypertrophie de la tunique musculaire dans sa totalité ou dans une de ses parties, est une des lésions les plus constantes du cancer de l'estomac. Elle est surtout prononcée au niveau ou plutôt au-dessous et autour de la dégénération. Dans les cas où l'hypertrophie est générale, il est souvent difficile d'en découvrir la cause ; on a cru pouvoir l'expliquer par le séjour prolongé des aliments dans l'estomac, par les efforts souvent répétés des vomissements, par le rétrécissement du pylore. Mais ces causes ne sont pas les seules, puisque l'hypertrophie peut exister et être même portée à un haut degré, en l'absence des circonstances que nous signalons. Le plan musculaire hypertrophié qui forme la paroi de l'estomac est coupé, dans la majorité des cas, par des cloisons blanchâtres, qui sont les

prolongements que la couche celluleuse envoie entre les
faisceaux du tissu musculaire. Toutes les fois que
le cancer est voisin du cardia, et à plus forte raison
quand il siége à cet orifice, l'hypertrophie de la couche
musculaire n'est pas bornée à l'estomac, l'œsophage
participe à la même altération, et la tunique musculaire est souvent épaissie dans une grande partie de sa
hauteur.

La couche de tissu cellulaire qui double le péritoine
est rarement affectée d'une manière primitive par le
cancer : il en est de même de l'enveloppe séreuse ou
péritonéale. Dans la plupart des cas où ces membranes
sont altérées, elles le sont consécutivement, c'est-à-dire
que la lésion qui donne lieu à leur épaississement ou
à leur destruction par un travail ulcéreux, a débuté
par la couche muqueuse, ou bien par le tissu sous-
muqueux, ou par la tunique musculeuse.

Chez les individus qui meurent à la suite du cancer
de l'estomac, il n'est pas rare de rencontrer des signes
évidents de dégénérescence cancéreuse sur un ou plusieurs des organes voisins de l'estomac ; quelquefois
on rencontre des productions de même nature dans la
plupart des viscères. Il est une chose digne de remar-
que : c'est que dans le cas où il existe des tumeurs
multiples développées sur différents points, on peut
rencontrer réunies sur le même sujet les diverses
formes de la dégénération cancéreuse. Pendant notre

internat à l'Hôtel-Dieu de Nîmes, nous avons observé un exemple de ce genre ; on nous permettra de le rappeler en quelques mots :

Isidore Eyraud, terrassier, né à Saint-Haon (Haute-Loire), âgé de 52 ans, et célibataire, entre à l'Hôtel-Dieu de Nîmes le 15 novembre 1866. Cet individu, qui occupe le n° 6 de la salle Saint-Henry, fait remonter le début de la maladie à l'année 1864. A partir de cette époque, il s'aperçut que ses digestions étaient pénibles, son appétit diminuait sensiblement, l'ingestion des aliments était suivie d'une sensation de froid et de pesanteur à l'épigastre. Il n'y avait pas de vomissements, les selles contenaient des matières jaunes et quelquefois noirâtres. Cet état dura jusqu'à la fin de l'année 1864. Le malade avait alors perdu son embonpoint, ses forces étaient diminuées, et il ne pouvait qu'avec peine se livrer aux travaux pénibles de sa profession. Au commencement de l'année 1865, les troubles digestifs devinrent plus prononcés, l'estomac supportait difficilement la présence des aliments ; il y eut des vomissements qui allaient sans cesse en augmentant de fréquence et de quantité ; les déjections gastriques, d'abord composées de matières muqueuses et d'aliments, présentèrent bientôt le caractère des vomissements noirs. L'estomac était le siége d'une douleur sourde, d'une constriction incommode, augmentant surtout pendant le travail de la digestion. L'amaigrissement se prononçait de plus en plus. Les déjections alvines étaient rares, difficiles, et contenaient quelquefois une matière noire analogue à celle des vomissements.

Au mois de septembre 1864, c'est-à-dire trois mois avant son entrée à l'hôpital de Nîmes, Eyraud fut atteint de fièvre intermittente, et entra dans un des hôpitaux de Lyon. Après un séjour de trois semaines environ, il en sortit guéri de ses accès; cependant ses jambes étaient le siège d'un œdème qui disparut peu de temps après. A cette époque, le malade était tourmenté par de la céphalalgie, par un pyrosis insupportable et par un état de flatulence de l'estomac très-prononcé; l'appétit manquait à peu près complètement, les digestions étaient pénibles et laborieuses, les vomissements mélaniques se répétaient plusieurs fois dans la journée et laissaient dans la bouche un goût que le malade comparait à celui de bois pourri. La constipation était opiniâtre, il y avait à peine une selle tous les huit jours.

L'examen des antécédents d'Eyraud nous a permis de penser qu'il était laborieux, rangé, et ne se livrait à aucun excès alcoolique; il faisait seulement abus des viandes salées et des épices. Interrogé sur l'état de santé des membres de sa famille, le malade nous a dit que sa mère était morte à l'âge de 65 ans à la suite d'une pleurésie. Son père a succombé à l'âge de 54 ans, emporté par une maladie longue qui l'empêchait de digérer et qui était accompagnée de vomissements opiniâtres. Ses frères jouissent d'une bonne santé ; il ne peut nous donner aucun renseignement sur les autres membres de sa famille.

Au moment de son entrée à l'hôpital de Nimes, le 15 novembre 1866, Eyraud est dans un état de maigreur très-prononcée, il n'existe pas d'œdème aux membres inférieurs. La face présente la teinte jaunâtre de la cachexie cancéreuse, les sclérotiques sont blanches, le bord libre des lèvres est pâle et décoloré, la physionomie exprime la tristesse, on est frappé de l'état de langueur générale et de l'accablement intellectuel. La langue est sèche, l'appétit est à peu près nul, les vomissements sont très-fréquents, et l'estomac ne supporte qu'avec peine les aliments ou les boissons. Le malade se plaint d'une douleur, d'un serrement particulier au niveau de l'estomac. A l'examen direct de cette région, on trouve le ventre volumineux dans sa partie sus-ombilicale; l'application de la main fait sentir à ce niveau un plan résistant formé par l'estomac dilaté et très-distendu. Au-dessous, le ventre est souple. La pression et la palpation exercée à la région épigastrique permettent de constater l'existence d'une tumeur dure, inégale, oblongue., du volume d'une noix, occupant l'hypochondre droit. Toutes les fois que le malade vomit, la distension de la portion sus-ombilicale de l'abdomen disparaît, et la paroi de cette région redevient souple. La constipation est toujours opiniâtre, il y a de l'insomnie.

Cet état alla en s'aggravant d'une manière rapide et progressive, les vomissements devinrent plus fréquents, l'estomac rejetait presque immédiatement les boissons ou les aliments. Eyraud, parvenu au dernier degré du marasme et de la cachexie, succombait le 15 décembre, un mois après son entrée.

Le traitement auquel il fut soumis consista, au début, en une alimentation très-légère, composée de bouillons, potages, viandes blanches rôties, fruits cuits, eau de Seltz, etc. Dans les derniers temps, cette alimentation ne pouvant plus être supportée, on fut obligé de diminuer le régime, et à la fin on se bornait à prescrire des lavements de bouillon. Les moyens médicamenteux auxquels on eut recours furent la limonade gazeuze, les boissons acidules et bicarbonatées, le sous-nitrate de bismuth, le charbon de Belloc, l'opium, etc.

A l'autopsie, nous trouvâmes les lésions suivantes: Dans la poitrine, le poumon droit, complètement noir et réduit en bouillie, adhérait à la paroi thoracique correspondante, qui était affaissée. Les deux feuillets pariétal et viscéral étaient considérablement hypertrophiés et avaient deux centimètres d'épaisseur. Le poumon gauche était atteint de dégénération cancéreuse mélanique, au milieu de laquelle on trouvait des noyaux de cancer encéphaloïde. Les bronches étaient remplies d'un liquide séro-sanguin entremêlé de détritus organiques. La paroi antérieure du cœur gauche, dans sa portion ventriculaire, participait à la dégénération cancéreuse ; on y voyait un noyau de matière lardacée ou squirrheuse.

L'estomac, excessivement dilaté, occupait tout l'hypochondre droit et une grande partie de la portion thoracique correspondante. On voyait à ce niveau une voussure qui tranchait avec l'aplatissement du sommet du thorax. A l'orifice pylorique se trouvait un anneau de substance squirrheuse ulcéré, qui le fermait complètement. Le rétrécissement de cet orifice était tel qu'après avoir rempli d'eau l'estomac, que nous tenions suspendu par sa portion œsophagienne, le liquide ne s'écoulait pas par le pylore. Le pancréas était altéré sur plusieurs points ; au niveau de la tête on trouvait une tumeur squirrheuse du volume d'une amande et plusieurs autres noyaux de même nature dans le reste de son épaisseur.

Le foie était atrophié, mais il ne présentait aucun signe de dégénération ; il en était de même de la rate.

Les reins étaient pâles et décolorés.

Les intestins présentaient à leur partie inférieure et à certain points des anneaux noirâtres qui dénotaient un commencement de gangrène.

ÉTIOLOGIE.

L'étiologie du cancer de l'estomac est enveloppée de la plus grande obscurité. Les auteurs qui ont étudié ce point de son histoire ont rangé parmi les causes une foule de circonstances dont l'action étiologique est encore à démontrer. Beaucoup de ces prétendues causes n'ont probablement aucune influence sur le développement du cancer de l'estomac, on les a mentionnées parce qu'on les a trouvées dans un ou plusieurs cas. La seule cause réelle du cancer de l'estomac se trouve dans un état particulier de toute l'économie ; cet état général, dont la nature est inconnue, constitue une affection ou plutôt une diathèse pouvant rester plus ou moins longtemps silencieuse, latente, mais donnant le plus souvent lieu à des manifestations morbides spéciales, sous l'influence de causes variées et quelquefois même spontanément. En l'absence de cette diathèse, toutes les autres causes restent sans effet ; leur rôle se borne à mettre en jeu l'état interne, la prédisposition, et à décider sa manifestation du côté de l'estomac.

Nous allons rapidement énumérer les principales de ces causes, et nous signalerons d'abord l'influence de l'âge. Le cancer de l'estomac, extrêmement rare avant la puberté et même jusque à 25 ou 30 ans, appartient surtout à cette période de la vie comprise entre 30 et 60 ans; il est rare de le voir débuter au-delà de cet âge. D'après les relevés fournis par les auteurs, sa fréquence paraît être plus grande chez l'homme que chez la femme. Aucun tempérament, aucune constitution ne paraissent en préparer le développement d'une manière spéciale. Chardel a beaucoup insisté sur l'action prédisposante du tempérament lymphatique; mais cette opinion est loin d'être confirmée par les nombreuses observations consignées dans les auteurs.

Pour ce qui est de l'hérédité, son influence ne saurait être mise en doute, quoique plusieurs auteurs la considèrent comme incertaine ou nulle. M. Barras en a cité un exemple remarquable. Ce médecin a fait l'autopsie d'une dame dont l'estomac était évidemment cancéreux, et il a vu deux fils de cette dame succomber de la même affection. M. Lebert a parfaitement constaté l'hérédité cinq fois sur 42 cas. Les exemples d'hérédité seraient sans contredit plus nombreux, si les médecins se livraient sur ce point à des recherches plus générales. En effet, la diathèse cancéreuse est une affection qui peut se manifester sur tous les organes et sur tous les tissus. Sa localisation sur l'estomac ou sur tout autre organe dépend de circonstances qu'il est difficile de préciser. Il peut se faire que, dans une famille où la diathèse cancéreuse est héréditaire, ces circonstances, et par suite le siége de la localisation, varient sans que cependant on puisse contester l'hérédité. Ainsi, une mère qui a succombé à un cancer du sein ou de la matrice, peut avoir donné le jour à plusieurs enfants dont l'un sera atteint de cancer de l'estomac, l'autre de cancer du foie, l'autre de cancer du testicule, etc...; en interrogeant les antécédents de celui qui présente les symptômes du cancer de l'estomac, on ne retrouve chez aucun de ses ascendants l'existence de la même maladie; mais un examen plus complet montre que l'affection diathésique s'est transmise par voie héréditaire, et que le siége de la localisation est seul différent.

On a donné une grande importance aux influences morales, telles que les passions tristes, les chagrins prolongés, etc. Chardel, qui insiste beaucoup sur cette cause, cite comme preuve à l'appui le grand nombre de cancers de l'estomac qui survinrent à l'époque de la première révolution française. L'ambition, la jalousie, etc., auraient aussi, d'après quelques auteurs, une action prédisposante très-puissante. Sans vouloir nier la réalité d'action des peines morales profondes et prolongées, nous croyons cependant, avec M. Lebert, que « dans la majorité des cas, l'influence de cette cause ne pourrait point être invoquée comme ayant exercé une influence marquée sur la production de la maladie; car non-seulement cette cause manque le plus souvent, mais, lorsqu'elle existe, son influence directe est souvent bien difficile à démontrer, pour peu qu'on se livre à un examen exact et impartial¹. » L'action spéciale attribuée par quelques médecins au célibat, à l'abus des jouissances sexuelles, à l'onanisme, etc., est encore moins démontrée.

La vie sédentaire, les travaux de cabinet portés à l'excès peuvent-ils donner lieu au cancer de l'estomac? Nous croyons pouvoir répondre par la négative; cependant il est bon d'ajouter que ces causes peuvent avoir une certaine action chez les individus qui portent en eux la prédisposition au cancer. On sait, en effet, que les contentions d'esprit trop prolongées et le défaut d'exercice amènent souvent des troubles notables de l'appareil digestif. Sous leur influence, la susceptibilité morbide de l'estomac devient plus grande, et il n'est pas illogique d'admettre qu'il puisse plus facilement devenir le siége des manifestations du vice diathésique dont le sujet est entaché.

Nous mentionnerons seulement pour mémoire les causes banales qui figurent dans l'étiologie d'une foule de maladies de nature différente ; telles sont la rétrocession de la goutte, la répercussion des dartres, la suppression brusque d'une hémorrhagie habituelle ou accidentelle, ou de tout autre écoulement.

Voilà, en quelques mots, quelles sont les principales causes prédisposantes générales ; la seule qui ait une influence réelle, incontestable, c'est l'hérédité.

¹ Loc. cit., pag. 522.

Les causes locales, dont il nous reste à parler, agissent directement sur l'estomac et n'ont d'autre effet que de mettre en jeu l'état diathésique et de décider sa localisation sur l'appareil gastrique. Ces causes sont simplement provocatrices et ne doivent être considérées que comme un motif, un prétexte qui n'aura de résultat que chez les sujets atteints de la disposition particulière en vertu de laquelle se produisent les dégénérations cancéreuses. A l'époque où le cancer de l'estomac était regardé comme étant presque toujours la conséquence d'une gastrite prolongée, on accordait une large part étiologique à toutes les circonstances capables d'irriter ou d'enflammer la muqueuse de l'estomac. Mais aujourd'hui cette opinion est complètement abandonnée, la nature du cancer est mieux connue, et le rôle de la gastrite a été réduit à sa juste valeur.

Au nombre des causes locales on doit ranger toutes celles qui agissent sur la muqueuse gastrique, et produisent l'irritation de cette membrane; telles sont l'abus des boissons alcooliques, l'abus des liquides acides, l'usage immodéré des aliments fortement épicés, l'administration trop fréquemment répétée des purgatifs drastiques, etc., etc. On a encore accusé la mauvaise alimentation, une nourriture insuffisante ou de mauvaise qualité. Toutes ces causes peuvent avoir certainement leur part d'action, mais elles seraient insuffisantes par elles-mêmes à produire le cancer de l'estomac sans l'existence de la prédisposition et de la diathèse. Ces réflexions s'appliquent aussi aux causes venues du dehors, qui portent leur action sur la région épigastrique. Ainsi, on a dit que le cancer pouvait succéder à un coup, à une violence extérieure exercée sur les téguments en rapport avec l'estomac. On a considéré encore comme prédisposant à la dégénération de l'estomac, certaines professions dont l'exercice exige une pression presque continue sur la région épigastrique. D'après ceux qui soutiennent cette opinion, le cancer du ventricule serait fréquent chez les cordonniers, les tailleurs, les corroyeurs, etc., ce qui est loin d'être démontré.

DIAGNOSTIC.

Le diagnostic du cancer de l'estomac offre souvent de sérieuses difficultés, et le médecin a besoin de l'examen le plus attentif pour y parvenir d'une manière certaine. Les premiers symptômes de cette affection sont presque toujours vagues, peu significatifs, et n'offrent que des éléments de diagnostic douteux. Cependant, on a le droit de soupçonner une altération cancéreuse, si les troubles gastriques ont débuté au milieu d'un état de santé parfaite, si la physionomie est notablement altérée, si l'embonpoint disparaît avec rapidité, et surtout si quelqu'un des parents du malade a présenté quelque manifestation de la diathèse cancéreuse du côté de l'estomac ou de tout autre or-

gane. Quand la maladie a fait des progrès, les vomissements noirs et l'existence d'une tumeur épigastrique
sont des caractères de la plus haute importance, quoiqu'ils ne soient point pathognomoniques d'une manière
absolue.

Lorsque, au moyen de la palpation, on découvre à
l'épigastre une tumeur offrant le caractère que nous
avons indiqué comme étant ceux de la tumeur cancéreuse, il importe de rechercher avec soin si la tumeur
morbide n'est pas formée aux dépens d'un organe voisin, ou bien si elle n'est pas produite par un corps
étranger logé dans la cavité de l'estomac ou de tout
autre organe. Les ouvrages classiques contiennent plusieurs exemples de méprises de ce genre. M. Andral
rapporte le fait curieux d'une femme qui présentait
tous les symptômes du cancer de l'estomac; la guérison eut lieu dès que la malade eut rejeté par les vomissements un calcul de cholestérine du volume d'une
noix [1]. Un corps étranger introduit dans l'estomac par
la bouche, peut déterminer la plupart des accidents du
cancer, et le diagnostic est bien difficile, si l'on n'a
aucun renseignement sur la cause de ces accidents.
Nous trouvons dans un livre publié par M. Besuchet
de Saunois [2], un exemple à l'appui de notre assertion.

[1] Anat. pathol., tom. II, pag. 169.
[2] La gastrite, les affect. nerv. et les affect. chroniq. des viscères, etc., 3e édit. Paris, 1846.

Il s'agit d'un jeune soldat traité à l'hôpital militaire de Perpignan, qui offrait plusieurs des symptômes du cancer de l'estomac : syncopes, vomissements de matières noires puis bilieuses, douleurs, anxiétés, etc. Le malade fut soumis à l'examen de tous les médecins de l'hôpital, qui crurent devoir diagnostiquer un cancer de l'estomac. Peu de temps après, le sujet mourut au milieu d'atroces douleurs. A l'autopsie, on trouva l'estomac rempli d'un liquide verdâtre, au milieu duquel nageaient quelques flocons de matière purulente ; trois balles du calibre de guerre étaient logées dans le grand cul-de-sac de l'estomac, qu'elles avaient allongé en pointe à la manière d'une bourse. On apprit alors par un de ses camarades que ce jeune militaire était sujet à des coliques, et que, pour s'en débarrasser, on lui avait conseillé d'avaler une balle de fusil ; n'ayant obtenu aucune amélioration, ce malheureux en avait avalé une seconde et une troisième. Ces corps étrangers, retenus dans l'estomac au lieu de glisser par le pylore, avaient distendu et entraîné par leur poids la paroi postérieure de l'estomac. Il n'existait aucune trace de dégénération.

Dans les cas où les troubles gastriques coïncident avec une tumeur développée en dehors de l'estomac, il est possible d'éviter toute erreur en étudiant le mode de développement de la tumeur morbide et des troubles de l'appareil digestif. Généralement, les tumeurs

de mauvaise nature qui se forment aux dépens des
organes avoisinant l'estomac, amènent les troubles
fonctionnels de cet organe beaucoup plus tard que les
tumeurs qui ont les parois du ventricule pour siége.

Quand la tumeur épigastrique manque et que l'on
ne constate que les vomissements noirs accompagnés
de troubles digestifs plus ou moins prononcés, on peut
avoir affaire à un cancer de l'estomac ou à une autre
maladie qui a été bien étudiée de nos jours ; nous
voulons parler de l'ulcère simple chronique de l'estomac.

C'est à M. Cruveilhier que revient l'honneur d'avoir
le premier décrit l'ulcère simple chronique de l'estomac, et de l'avoir distingué du cancer avec lequel il
avait été confondu jusqu'alors. Le savant professeur de
Paris appelait déjà, en 1830, l'attention des médecins
sur cette maladie [1], et il a depuis traité le même
sujet dans la *Revue médicale* (1838) et dans les *Ar-
chives de médecine* (1856). Le professeur Rokytanski
(de Vienne) a écrit aussi, en 1840, un mémoire intéressant sur cette maladie, qui est aujourd'hui bien
connue et parfaitement distincte du cancer de l'estomac.

D'après M. Cruveilhier, les principaux symptômes
de l'ulcère chronique sont les suivants : « Défaut
absolu d'appétit ou appétit bizarre ; tristesse insurmon-
table, digestion laborieuse, malaise ou douleur sourde à

[1] Anat. pathol., 10e livraison.

l'épigastre, et quelquefois douleur épigastrique très-vive
pendant le travail de la digestion, ou même en l'absence
de tout aliment dans l'estomac. La douleur épigastrique, ou plutôt sous-xyphoïdienne, se répète quelquefois dans le point correspondant de la colonne verté-
brale, et j'ai vu plusieurs malades se plaindre beaucoup
plus du point rachidien que du point épigastrique ;
l'amaigrissement plus ou moins rapide, la constipation,
les nausées ; les vomissements après l'ingestion des
aliments ; enfin, l'hématémèse ou le vomissement
noir, voilà l'ensemble des symptômes que présentent
les individus affectés d'ulcère simple de l'estomac, et
il est facile de voir qu'aucun de ces symptômes ne peut
être érigé en signe pathognomonique.»

L'auteur que nous citons insiste sur plusieurs points
qui peuvent fournir quelques lumières au diagnostic
et servir à distinguer cette maladie du cancer de l'estomac. Pour lui, la marche de la maladie est différente
dans les deux cas. L'ulcère simple offre de fréquentes
alternatives d'amélioration et d'aggravation. L'amélioration suit presque toujours l'usage d'un régime
composé de l'ait, d'aliments géletineux ou féculents, etc.
L'aggravation au contraire est provoquée par les écarts
de régime et par une nourriture excitante ou trop sub-
stantielle. Le cancer aurait au contraire une marche
fatalement progressive, indépendamment du régime et
des moyens de traitement. Cette proposition, vraie dans
quelques cas, ne peut être acceptée d'une manière

générale ; plus d'une fois on constate au début du cancer des moments d'arrêt pendant lesquels les symptômes se suspendent et le malade semble revenir à la santé.

La gastrorrhagie, les vomissements abondants de sang, sont plus fréquents dans l'ulcère simple que dans le cancer. « Le tissu artériel, dit M. Cruveilhier, qui échappe par son peu de vitalité à tant de lésions organiques, et souvent au cancer lui-même, ne saurait échapper au travail ulcéreux. » Lorsque les vaisseaux sont érodés sans qu'il y ait eu oblitération préalable, pour peu que ces vaisseaux soient volumineux, il en résulte une hémorrhagie proportionnelle à leur calibre; de là des hématémèses plus ou moins fréquentes, et comme quelquefois le sang séjourne quelque temps dans l'estomac en contact avec le suc gastrique, il contracte une couleur noire analogue à celle qui caractérise la marche des vomissements noirs du cancer.

Les hématémèses considérables, le melœna foudroyant, appartiennent plutôt à l'ulcère simple; de plus, dans cette maladie les vomissements de sang et les déjections noires aparaissent à toutes les périodes, tandis que dans le cancer on les constate le plus souvent à une période assez avancée.

Les caractères que nous venons d'indiquer, se rencontrent dans la majorité des cas, mais il y a des exceptions nombreuses qui font que leur valeur est loin d'être absolue. Aussi dirons-nous avec M. le Pr

5

Trousseau : « Des hémorrhagies stomacales abondantes
et repétées, accompagnées ou non de melœna, de douleurs gastralgiques violentes, qui semblent principalement localisées dans la région xphoïdienne et dans le
point rachidien correspondant ; ces phénomènes coïncidant avec l'absence de toute humeur appréciable à
l'épigastre, nous permettent de soupçonner l'existence
d'un ulcère chronique simple de l'estomac, alors surtout que les accidents se terminent par la guérison.
Cela dit comme règle générale, il est bon de rappeler
que cette règle comporte de nombreuses exceptions,
et qu'en définitive, dans l'état actuel de la science, le
diagnostic de l'ulcère simple de l'estomac est encore
entouré de beaucoup d'obscurité [1]. »

Dans les cas où le diagnostic est hésitant et où les
symptômes observés peuvent être rapportés également
à l'ulcère simple ou au cancer, il est certains phénomènes qui font croire de préférence à l'existence d'une
altération cancéreuse : tels sont la dilatation anormale de l'estomac, et la *phlegmatia alba dolens*. Nous
avons vu, en étudiant la symptomatologie, de quelle
importance est l'apparition de l'œdème douloureux
pour le diagnostic du cancer interne ; il est inutile d'y
revenir. L'ampliation morbide de l'estomac n'est pas
un caractère constant du cancer de cet organe. On peut
la rencontrer dans d'autres circonstances ; mais quand

---

[1] *Loc. cit.*, 2e édit., tom. III, pag. 91.

elle existe chez un sujet présentant des symptômes pouvant se rapporter à l'ulcère chronique et au cancer, on peut sans hésiter se prononcer pour cette dernière affection.

La gastrite chronique est une des maladies qui peuvent simuler le cancer de l'estomac, et faire croire à la première période de cette grave affection. Cependant, les cas dans lesquels le diagnostic offre de grandes difficultés sont les plus rares ; presque toujours on évite toute méprise en analysant avec soin les symptômes morbides et en recherchant les caractères distinctifs des deux affections. Ainsi, la gastrite chronique peut être observée à tous les âges de la vie, le cancer est rare chez les jeunes sujets. Si l'hérédité et l'influence des passions tristes ne figurent pas dans l'étiologie de la gastrite, on les rencontre plus d'une fois dans celle du cancer. Dans la gastrite, les troubles digestifs précèdent d'un certain temps l'invasion des symptômes les plus caractéristiques, tandis que dans la plupart des cas de cancer de l'estomac, les phénomènes morbides débutent au milieu d'une apparence de bonne santé générale, et des organes digestifs en particulier.

Les troubles digestifs sont généralement plus prononcés dans la gastrite chronique, surtout immédiatement après l'ingestion des aliments. Les douleurs épigastriques sont presque constantes et vives dès le début, la moindre pression les exaspère ; tandis que

dans le cancer à la première période, elles sont nulles
ou peu vives, et la pression exercée au niveau de
l'épigastre n'en augmente pas ordinairement l'intensité.

La gastrite chronique s'accompagne de bonne heure
de vomissements. Ceux-ci, au contraire, n'apparaissent
le plus souvent dans le cancer que lorsque la maladie
date de quelque temps ; rares d'abord, ils deviennent
de plus en plus fréquents, à mesure que la maladie
fait des progrès. Les matières vomies, muqueuses,
alimentaires, rarement bilieuses, se montrent plus
tard composées des matières noires caractéristiques.
Dans la gastralgie, au contraire, pendant toute sa
durée, les matières vomies sont le plus souvent bilieuses et mêlées à des substances alimentaires. On n'observe pas les vomissements couleur de suie ou de chocolat. M. Andral est le seul auteur qui prétende les
avoir constatés, mais il y avait alors très-probable-
ment cancer, puisque M. Andral dit lui-même que,
dans les cas dont il parle, on trouva à l'autopsie une
hypertrophie de la muqueuse et des parois gastriques
avec dégénération particulière. Il est bon d'ajouter
que, pour M. Andral, le cancer de l'estomac n'est
qu'une forme de la gastrite chronique.

Les vomissements de la gastrite chronique ont lieu
une ou plusieurs fois tous les jours et peu de temps
après l'ingestion des aliments. Dans le cancer, le vomissement n'a quelquefois lieu que longtemps après
les repas ; dans quelques cas même, l'estomac choisit

en quelque sorte les aliments qu'il doit rejeter; assez souvent les aliments pris la veille sont vomis, tandis que ceux des derniers repas pris dans la journée sont parfaitement conservés.

Dans un assez grand nombre de cas de cancer gastrique, la palpation permet de sentir à travers les parois abdominales une tumeur et une ampliation plus ou moins considérables de l'estomac. Ces phénomènes n'existent pas dans la gastrite ; l'estomac est ici plutôt rétracté que dilaté, la région épigastrique est quelquefois le siége d'une tension et d'une résistance particulière, mais elle n'offre pas de tumeur anormale.

L'amaigrissement, la perte des forces, le dépérissement, sont généralement plus rapides dans les cas de dégénération cancéreuse ; et à mesure que la maladie s'aggrave, on constate la teinte jaune paille de la peau et tous les autres signes de la cachexie cancéreuse.

L'usage d'un régime doux, l'emploi des dérivatifs sur la région épigastrique (vésicatoires, cautères, pommade stibiée, huile de croton tiglium, etc.), amendent souvent la gastrite chronique et finissent même par la guérir; tandis que dans le cancer ils sont inutiles ou n'amènent qu'une amélioration passagère.

La gastralgie se déclare en général depuis l'âge de 15 ans jusqu'à celui de 45 ans ; tandis que le cancer est plus fréquent après l'âge de 40 ans. Au début, le cancer donne lieu à des phénomènes dyspepsiques semblables à ceux de la gastralgie; il s'accompagne

comme elle d'une douleur épigastrique plus ou moins
vive. La douleur gastralgique offre cela de particulier,
qu'elle est intermittente ; elle se fait sentir surtout
avant ou après le repas, et cesse ensuite pendant un
temps variable. Dans la gastralgie, l'appétit est presque
toujours conservé, et c'est là même une cause de tour-
ments pour les malades qui, malgré eux, mangent plus
qu'ils ne peuvent digérer. Dans les deux cas, les digestions sont difficiles , il y a des rapports aigres ou
nidoreux, des éructations, des vomissements de matières glaireuses ou alimentaires. Mais les vomissements
de la gastralgie ont lieu peu de temps après les repas.
Ceux qui sont liés aux cancers de l'estomac surviennent généralement au bout d'un temps assez long après
l'ingestion des aliments.

La gastralgie, par les souffrances qui l'accompagnent et le mauvais état des digestions qu'elle occa-
sionne, entraîne un certain état de dépérissement, mais
celui-ci n'est jamais aussi rapide ni aussi prononcé que
dans le cancer. Il est rare que la gastralgie se termine
par la mort, à moins qu'elle ne soit liée à une autre
affection plus grave. Le cancer, au contraire, a une
marche toujours croissante, quel que soit le régime,
quel que soit le traitement employé ; son aggravation
est progressive jusqu'au moment où la mort arrive au
milieu du marasme et de la cachexie.

Les vomissements nerveux, opiniâtres, surtout quand

ils surviennent chez un individu déjà un peu avancé en âge, peuvent faire croire à une lésion organique de l'estomac. Un examen attentif permet cependant de faire cesser bientôt toute incertitude. En effet, les vomissements nerveux sont caractérisés par l'expulsion des matières muqueuses ou par les liquides ingérés ; ils sont très-fréquents et se répètent un grand nombre de fois dans les vingt-quatre heures, ce qui n'a pas lieu dans le cancer. En outre, la région épigastrique est souple, sans tuméfaction ; la palpation est indolore ou ne développe qu'une douleur insignifiante. A la percussion, on obtient quelquefois un son tympanique prononcé, surtout dans l'hypochondre gauche, et produit par une accumulation de gaz dans l'estomac. Malgré l'abondance des vomissements nerveux, malgré leur fréquence et leur durée, le dépérissement est peu considérable et ne saurait être comparé à celui qui accompagne les altérations organiques de l'estomac.

Ce sont là les principales maladies qui peuvent être confondues avec le cancer de l'estomac ; nous avons insisté suffisamment sur leurs caractères distinctifs, pour que, dans un cas donné, nous possédions toutes les données indispensables au diagnostic. Il nous resterait à parler des phénomènes au moyen desquels on peut arriver à connaître le siége précis du cancer ; mais, à propos de la symptomatologie, nous avons déjà parlé de ces phénomènes, et nous avons vu qu'ils n'ont pas toute la valeur que plusieurs médecins leur accordent.

PRONOSTIC.

Le pronostic du cancer de l'estomac est des plus graves, puisque cette affection est presque nécessairement mortelle ; les exemples de guérison cités par quelques auteurs sont loin d'avoir, à nos yeux, toute la rigueur désirable, et il n'est pas démontré qu'ils se rapportent réellement au cancer. Ainsi, quand on est sûr du diagnostic, la seule question à poser au point de vue du pronostic concerne la durée de la maladie. Pour répondre à cette question, il faut tenir compte du siége de l'altération organique, du degré de la maladie, de la durée, de la rapidité de sa marche et de l'intensité de certains symptômes.

Le cancer du cardia est ordinairement plus grave que celui du pylore, celui-ci est plus grave que le cancer développé sur le corps du ventricule. On conçoit en effet que dans le cas où la tumeur siége au cardia et empêche les aliments de pénétrer dans l'estomac, la nutrition se trouve plus rapidement et plus profondément troublée, et la mort arrive plus tôt. De même, le cancer du pylore, par l'obstacle qu'il oppose au passage du chyme dans l'intestin, est plus promptement funeste que le cancer placé à une certaine distance de cet orifice.

Les symptômes ne se succèdent pas toujours avec la même rapidité ; le pronostic doit être moins grave lorsque le dépérissement est encore peu prononcé et que les forces se soutiennent. Le contraire a lieu dans les cas où les vomissements sont fréquents et copieux, et surtout lorsqu'il survient des hématémèses abondantes qui se répétent souvent.

TRAITEMENT.

Ce que nous avons dit de la terminaison presque constante du cancer de l'estomac , et de la gravité du pronostic, doit faire pressentir le peu d'efficacité des moyens que la thérapeutique possède contre cette terrible maladie. Pour que la guérison pût être espérée et obtenue , il faudrait que le médecin fût en possession d'un agent capable de détruire ou de faire disparaître l'état morbide général, l'affection diathésique qui produit les altérations locales et la tient sous sa dépendance. Malheureusement le spécifique du cancer est encore à trouver, malgré les essais nombreux qui ont été tentés, et les promesses pompeuses de quelques médecins. Nous ne citerons pas tous les agents pharmaceutiques auxquels on a prêté des vertus spécifiques : la liste en serait trop longue et leur énumération ne servirait pas à grand'chose. Qu'il suffise de dire que jusqu'à présent aucun des prétendus spécifiques n'a réalisé les espérances conçues par leurs apologistes.

Ne pouvant rien contre l'affection générale qui est la cause du mal, le médecin se trouve dans la triste nécessité de diriger ses efforts seulement contre les effets locaux ou généraux de l'état diathésique. Tout ce qu'il peut, dans l'état actuel de la science, se réduit à peu de chose : chercher à prolonger l'existence de ceux qu'il ne peut guérir, et calmer leurs souffrances en modérant la violence de certains symptômes.

Afin de retarder autant que possible le terme fatal, il importe de soutenir les forces et de prescrire une alimentation de bonne qualité et facile à digérer. Les substances qui conviennent généralement sont le lait, les fécules, les fruits mucilagineux et sucrés, la chair de poulet, de poissons, les gelées animales, etc.

Le lait surtout est l'aliment par excellence, celui qui convient au plus grand nombre d'individus, et qui peut pendant longtemps soutenir les forces, alors même que la lésion organique est très-avancée. S'il n'est pas facilement supporté, on peut l'additionner de bicarbonate de soude ou le couper avec l'eau de chaux. La pulpe de viande crue, qui a été proposée dans toutes les affections qui conduisent au marasme, pourrait être essayée, comme le conseille M. le professeur Fonssagrives. « Je ne sache pas, dit cet auteur, qu'en France la viande crue ait été employée comme moyen de traitement du cancer de l'estomac ;

mais je tiens d'un médecin distingué de la marine russe, M. le Dʳ Siberiakoff, qu'à l'Université de Moscou, M. le professeur Auvert emploie habituellement la viande crue dans cette affection, et attribue à ce moyen le double avantage de soutenir les forces et de diminuer les vomissements, ce dont on se rend aisément compte en songeant au volume réduit de cette alimentation analeptique [1]. »

Dans le but de rendre les digestions plus faciles et de faire cesser les pesanteurs épigastriques, on peut administrer les eaux aromatiques, les liquides chargés d'acide carbonide, l'eau de Seltz, l'eau de Vichy, etc. Cette dernière convient surtout quand il y a des éructations acides, du pyrosis.

Il faut autant que possible, dans le choix des aliments, tenir compte de la préférence qu'a l'estomac pour certains d'entre eux. Si ces aliments sont suffisamment riches en principes nutritifs, il n'y a aucun inconvénient à les permettre. Le malade évitera soigneusement de se nourrir de mets indigestes ou excitants. On lui défendra le vin pur et les liqueurs alcooliques, ses repas seront réglés de manière à ce que l'estomac ne soit jamais surchargé, une grande sobriété est rigoureusement nécessaire.

Dans les cas où l'estomac rejette presque aussitôt les substances ingérées, il est indispensable, pour sou-

[1] Hygiène des malad. et des convalesc., etc., pag. 620.

tenir le malade et prolonger un peu son existence, d'administrer les aliments par une autre voie ; c'est alors qu'on peut avoir recours aux lavements de bouillon, aux bains gélatineux, etc.

Concurremment avec l'alimentation réparatrice, on prescrit souvent les toniques médicamenteux, principalement le quinquina en poudre, en sirop, en décoction ou en extrait. Ainsi, on peut donner la décoction de quinquina coupée avec du lait ou bien un julep gommeux additionné de 1 ou 2 grammes d'extrait mou. Les frictions avec la teinture de quinquina sur les membres sont aussi utiles dans quelques cas.

Pendant qu'on fait droit à cette première indication, tirée de l'état des forces, il faut s'occuper de calmer les douleurs épigastriques, de modérer les vomissements et de régulariser les fonctions intestinales.

Contre la douleur on prescrit les narcotiques, la ciguë, la belladone, la jusquiame, l'opium, etc., *intus et extra*. L'opium est le calmant auquel on a le plus souvent recours ; il est donné par la bouche en potion ou en pilules, ou bien on le fait absorber par le derme de la région épigastrique mis à nu par un vésicatoire volant. Ce dernier procédé est souvent très-utile, non-seulement pour calmer les douleurs, mais encore pour modérer les vomissements. Dans les cas où la douleur est accompagnée d'excitation générale, d'éréthisme nerveux, les antispasmodiques sont indiqués : il y a lieu de donner l'éther, l'eau de laurier-cerise, la valériane , le camphre , l'oxyde de zinc, l'asa-fœtida, etc.

La médication antispasmodique est encore utile lorsque les vomissements sont très-fréquents, et que leur fréquence paraît liée à la surexcitation du système nerveux. En même temps on a recours aux boissons gazeuses : l'eau de Seltz, l'eau de Vichy, la potion effervescente de Rivière, aux dérivatifs appliqués sur la région épigastrique (sinapismes, vésicatoires volants, frictions avec l'huile de croton tiglium, avec la pommade d'Autenrieth, etc.). Les boissons glacées, les applications froides sur l'épigastre conviennent aussi, surtout lorsque les matières rejetées par le vomissement renferment beaucoup de sang. Dans ces cas, on se trouve bien également de l'emploi du nitrate d'argent et du perchlorure de fer. Le sous-nitrate de bismuth seul ou associé à la belladone, à l'opium, à la jusquiame, est encore un moyen qui peut être utile pour diminuer la fréquence des vomissements.

La constipation, qui est un symptôme à peu près constant du cancer de l'estomac pendant une grande partie de sa durée, réclame aussi l'intervention de la rhubarbe, du calomel, de l'huile de ricin, et des lavements émollients ou huileux. Dans la dernière période, lorsque la diarrhée succède à la constipation, il faut s'empresser de l'arrêter en donnant le sous-nitrate de bismuth à haute dose; les astringents, les opiacés par la bouche, ou mieux par le rectum. Malheureusement ces derniers moyens n'ont pas toujours une grande efficacité, leur action est bien faible pour lutter contre un symptôme qui annonce la ruine des forces et l'imminence du terme fatal.

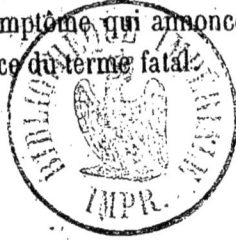

FIN.

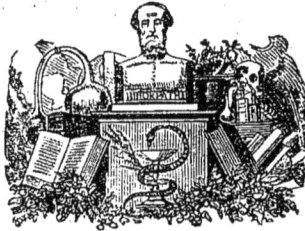

Montpellier. — Typographie BŒHM et FILS.